Hedi Romdane

L'implantologie dans le champ juridique et déontologique

Hedi Romdane

L'implantologie dans le champ juridique et déontologique

Éditions universitaires européennes

Impressum / Mentions légales
Bibliografische Information der Deutschen Nationalbibliothek: Die Deutsche Nationalbibliothek verzeichnet diese Publikation in der Deutschen Nationalbibliografie; detaillierte bibliografische Daten sind im Internet über http://dnb.d-nb.de abrufbar.
Alle in diesem Buch genannten Marken und Produktnamen unterliegen warenzeichen-, marken- oder patentrechtlichem Schutz bzw. sind Warenzeichen oder eingetragene Warenzeichen der jeweiligen Inhaber. Die Wiedergabe von Marken, Produktnamen, Gebrauchsnamen, Handelsnamen, Warenbezeichnungen u.s.w. in diesem Werk berechtigt auch ohne besondere Kennzeichnung nicht zu der Annahme, dass solche Namen im Sinne der Warenzeichen- und Markenschutzgesetzgebung als frei zu betrachten wären und daher von jedermann benutzt werden dürften.

Information bibliographique publiée par la Deutsche Nationalbibliothek: La Deutsche Nationalbibliothek inscrit cette publication à la Deutsche Nationalbibliografie; des données bibliographiques détaillées sont disponibles sur internet à l'adresse http://dnb.d-nb.de.
Toutes marques et noms de produits mentionnés dans ce livre demeurent sous la protection des marques, des marques déposées et des brevets, et sont des marques ou des marques déposées de leurs détenteurs respectifs. L'utilisation des marques, noms de produits, noms communs, noms commerciaux, descriptions de produits, etc, même sans qu'ils soient mentionnés de façon particulière dans ce livre ne signifie en aucune façon que ces noms peuvent être utilisés sans restriction à l'égard de la législation pour la protection des marques et des marques déposées et pourraient donc être utilisés par quiconque.

Coverbild / Photo de couverture: www.ingimage.com

Verlag / Editeur:
Éditions universitaires européennes
ist ein Imprint der / est une marque déposée de
OmniScriptum GmbH & Co. KG
Heinrich-Böcking-Str. 6-8, 66121 Saarbrücken, Deutschland / Allemagne
Email: info@editions-ue.com

Herstellung: siehe letzte Seite /
Impression: voir la dernière page
ISBN: 978-3-8416-6205-7

L'IMPLANTOLOGIE DANS LE CHAMP JURIDIQUE ET DEONTOLOGIQUE :

LES OBLIGATIONS DU PRATICIEN

Table des matières

I Introduction :

L'engouement suscité, ces dernières années, par la thérapeutique implantaire n'a fait qu'accroître le nombre d'échecs dans sa mise en application. Le manque de formation et l'incompétence de certains praticiens, peu scrupuleux, mais heureusement peu nombreux, ne se sont pas faits attendre à voir le nombre, toujours croissant, de plaintes déposées à l'encontre de praticiens qui s'adonnent sans formation à l'implantologie. D'aucuns diront que l'évolution des mentalités est telle que nos patients ont tendance à calquer leurs pratiques sur celles des anglo-saxons qui n'hésitent pas à solliciter les hommes de loi pour résoudre des problèmes qui pourraient l'être, par un dialogue basé sur la confiance et le respect mutuels. Il est vrai qu'on ne peut s'empêcher de constater que dans la plupart des litiges qui arrivent chez le juge, le manque de communication, voire l'incompréhension, sont souvent à l'origine de ces procédures judiciaires. Il paraît cependant, pas moins vrai que la mise en cause de certains praticiens ne fait pas de doute.

L'implantologie ne s'improvise pas. C'est une discipline qui demande une solide connaissance théorique et une rigueur dans chaque étape de son déroulement. D'ailleurs, adresser un patient à un confrère compétent en implantologie lorsque le cas l'impose, ne constitue pas un aveu d'incompétence mais est au contraire un acte responsable. Ce travail vise, à relater les conséquences quelques fois fâcheuses, d'un traitement implantologique et prothétique mal conçu et mal exécuté, qui est soumis, par le truchement d'une procédure judiciaire, à un expert. Cette procédure réserve une place de choix au patient qui devient l'acteur central du dispositif. Chaque étape prend alors une importance particulière. Le praticien étant soumis à des exigences juridiques, déontologiques, et scientifiques, le moindre faux pas peut engendrer des conséquences pour le moins désagréables.

Mais alors, qu'attendent les patients dans le domaine de la dentisterie et en particulier celui de l'implantologie ? Et que peut-on trouver d'un point de vue juridique, qui puisse clarifier la relation entre le praticien et le patient demandeur de prothèse implanto-portée ?

La réponse à ces questions ne peut être qu'une photographie instantanée de la législation compte tenu de l'évolution de la jurisprudence et de la déontologie.

Pour conclure, on rappellera les moyens disponibles dans l'arsenal thérapeutique et déontologique pour satisfaire les exigences réglementaires et légales de l'exercice quotidien.

II Le cadre législatif et juridique de la prothèse implanto-portée

Pour être au diapason de la législation et des données acquises de la science, la pratique de la prothèse implanto-portée comporte certaines étapes indispensables que le thérapeute doit respecter pour accomplir sa mission

La première de ces étapes est constituée par l'examen du patient candidat à la prothèse implanto-portée. Cet examen global préalable doit être méticuleux et exhaustif. Il se décline en plusieurs points (1) :

o Un questionnaire médical doit être soumis au patient afin de préciser ses antécédents médicaux : allergies, prise de médicaments, maladies dégénératives...

o Un examen clinique est réalisé pour détecter toute anomalie perceptible : insuffisance de hauteur des crêtes, parodontite avancée...

o Des examens radiologiques qui permettent de visualiser globalement la situation dentaire et la hauteur approximative d'os disponible dans la zone où la mise en place d'implants est envisagée. Des examens complémentaires seront demandés dans certains cas.

o Un examen du profil psychologique et social du patient. Est-il motivé pour accepter des séances de soins itératives et relativement lourdes ? a-t-il des doléances à formuler ?

o Une prise d'empreintes d'étude qui, avec l'examen radiologique, va renseigner sur la faisabilité de la reconstitution prothétique.

o La réalisation d'un guide chirurgical si nécessaire.

o Une correspondance avec le chirurgien ou le prothésiste selon le cas pour une réflexion approfondie sur la conception globale de la prothèse implanto-portée.

o L'élaboration d'un plan de traitement commun avec le consentement éclairé du patient.

o Et en dernier ressort la réalisation du traitement.

L'enchaînement de ces différentes étapes en apparence simples n'en est pas moins soumis à la rigueur qui s'impose pour tout acte thérapeutique. Il n'est, en effet, pas rare, et les dossiers qui aboutissent chez le juge, le montrent régulièrement, que des aléas thérapeutiques, des erreurs d'exécution, voire des fautes, interfèrent avec le cheminement bien codifié du parcours thérapeutique. Les paramètres qui gravitent autour de sa réalisation sont nombreux, comme par exemple : les doléances du patient, son état de santé, le respect des rendez-vous, le seuil de tolérance de la douleur, l'état psychologique, l'environnement social, les incidents de parcours qui peuvent survenir lors de l'attribution des soins. Ces paramètres subjectifs sont autant d'éléments qui peuvent perturber la péréquation entre la bonne fin des travaux et leur conformité avec les données acquises de la science.

La vigilance est par conséquent de rigueur. Le praticien, ou plutôt les praticiens, en associant le praticien prothésiste, doivent veiller à la bonne exécution du travail faute de voir leur responsabilité engagée car sont soumis à des obligations précises sanctionnant la bonne fin des travaux. Il est par conséquent intéressant d'étudier le champ des obligations auquel sont soumis les praticiens en odonto-stomatologie.

II 1 La législation

S'il y a un domaine où la législation a beaucoup évolué ces dernières années et à une vitesse soutenue, c'est bien celle qui régit le domaine de la relation patient-praticien. Le patient s'est vu attribuer de nouveaux droits et se retrouve acteur à part entière dans la prise en charge de sa santé. Bien sûr, la décision médicale demeure l'affaire du professionnel mais celui-ci doit désormais, apporter des informations au patient qui est parfois intarissable sur les questions concernant sa santé. Cette soif de vouloir tout savoir, tout comprendre, doit être mise à profit pour renforcer le lien de confiance avec le patient. Ceci est primordial, car sans confiance, un traitement quel qu'il soit ne peut aboutir à un résultat satisfaisant pour le patient..

L'obligation d'informer, comporte donc un côté positif.

C'est dans ce contexte législatif, d'aucuns disent dans ce carcan législatif, que le patient s'est vu doter d'outils juridiques pour faire face aux éventuelles fautes de la part du professionnel de santé.

Désormais, les actes professionnels sont assortis d'obligations dont le praticien ne peut s'affranchir sans mettre en jeu sa responsabilité (2-6). Ces obligations sont de 3 ordres :

- o L'obligation de moyens
- o Parfois l'obligation de résultats
- o Surtout l'obligation d'information.

Parmi ces 3 types d'obligations, l'obligation d'information a pris une importance particulière car son encadrement juridique étant récent, elle peut poser plus de problèmes d'appréciation.

Par ailleurs, on observe une évolution de la mentalité de nos contemporains se traduisant par un besoin immodéré de sécurité. Ceci aboutit à une responsabilité plus étendue pour le professionnel de la santé lors de la réalisation de ses actes (7,8). On est bien loin de l'arrêt de la Cour de Cassation du 18 Juin 1835 qui précise que «les médecins sont responsables lorsque dans l'exercice de leurs fonctions ils causent un préjudice aux malades en ayant commis une faute évidente, une négligence ou une imprudence».

A cette époque, les praticiens ne sont soumis à aucune obligation, y compris celle d'informer(9). Il est seulement fait mention de préjudice découlant de soins. Progressivement l'immunité juridique du praticien va être grignotée. Maintenant il se voit dans l'habit d' un prestataire de service soumis à des obligations.

Il devient, par conséquent, périlleux d'entamer un processus thérapeutique en faisant fi de ces obligations, laissant ainsi des outils à la disposition du patient au cas où un incident, un litige, voire un accident surviendraient (10-13).

Dans ce contexte, le praticien doit connaître précisément ces obligations, car il y va de sa responsabilité envers le patient (14, 15).

II 2 Les différentes responsabilités

Dans les faits, la responsabilité du praticien peut être envisagée aussi bien dans le cadre déontologique, voire disciplinaire, que dans le domaine juridique (16) où elle peut relever du civil ou du pénal.

Les responsabilités civile et pénale s'imposent à tout citoyen dans le domaine de la vie courante. Elles n'ont donc pas de spécificités particulières dans notre domaine professionnel. D'une façon générale, chacun sait ou doit savoir que la responsabilité civile régit les relations médicales entre le praticien et son patient qu'elles soient contractuelles ou non contractuelles. Le législateur d'une part et la jurisprudence d'autre part sont les seuls garants des règles nécessaires à la conduite des procédures et au règlement des conflits.

La responsabilité pénale est mise en jeu en cas d'infraction au code pénal. Elle est relative à des faits qualifiés par des termes tels que faux, fraude à la sécurité sociale, ou encore violation du secret médical etc...

La responsabilité disciplinaire est, quant à elle, liée à tout ce qui entre dans le cadre déontologique dont le conseil d'état est le seul garant. Dans ce domaine, il n'est pas inutile de rappeler deux situations qui trouvent un écho très particulier dans notre profession : ce sont les manquements à l'honneur et à la probité.

II 3 Le contrat médical et les obligations qui lui sont imputés

Obligation de moyens et de résultats, soins conformes aux données acquises de la science voire aux données actuelles de la science (13), faute lourde ou virtuelle, erreur, maladresse, aléas, responsabilité prouvée ou présumée, etc. Tout ceci fait partie d'une liste non exhaustive des écueils auxquels peut être confronté le praticien (17). Ces faits qui peuvent surgir à tout moment lors de l'activité professionnelle, sont-ils inéluctables ? La réponse dépend de plusieurs facteurs. Tout d'abord la compétence du praticien, puis le cadre juridique dans lequel il exerce, c'est à dire le code de déontologie et celui de la santé publique. Ceux-ci régissent notre profession. Ces règles évoluent pour s'adapter à la législation et à la jurisprudence. Ce sont ces dernières qui ont remodelé le cadre juridique de notre activité, pour imposer, petit à petit, les différentes obligations qui doivent avant tout être considérées comme un rempart à tout jugement arbitraire.

II 3 1 l'obligation de moyens :

Elle se définit parfaitement par les trois termes suivants

- diligence
- morale
- technique

Ces termes ne sont pas étrangers à notre vocabulaire, puisqu'ils se trouvent en bonne place, dans le Code de Déontologie et qu'ils forment désormais la trame de la jurisprudence. Les juges les ont intégrés dans leurs attendus. Quelles peuvent être leurs définitions au regard de notre profession ?

a) la diligence :

Etre diligent, nous dit le dictionnaire, LE ROBERT, c'est être appliqué, assidu, attentif, soigneux, zélé.

L'article 27 du titre II de notre Code de Déontologie est explicite en la matière : «le chirurgien dentiste qui a accepté de donner des soins à un patient s'oblige :

- à lui assurer des soins éclairés et conformes aux données acquises de la science, soit personnellement, soit, lorsque sa conscience le lui commande, en faisant appel à un autre chirurgien dentiste ou à un médecin,

- à agir toujours avec correction et aménité envers le patient et à se montrer compatissant envers lui,

- à se prêter à une tentative de conciliation qui lui serait demandée par le président du Conseil Départemental de l'Ordre en cas de difficultés avec un patient.»

Il est par conséquent normal d'accueillir le patient au cabinet avec respect et considération d'autant plus que ce dernier se présente souvent confiant quant à la résolution de ses problèmes. Ceci implique une attitude loyale envers lui. Attitude définie, le plus souvent, par l'estime et le respect que nous lui portons. La morale est dans ce cas le prélude à toute relation de confiance.

b) La morale :

C'est en fait l'éthique, la probité qui regroupe conscience, intégrité, droiture, honnêteté, loyauté.

Dans l'esprit de la loi, par morale, il faut entendre conforme aux mœurs ou tout simplement conforme aux règles qui régissent nos actes professionnels.

Cette morale à la base de toute relation humaine loyale, prend toute son importance quand il s'agit de prodiguer des soins. Il est, par conséquent, de notre devoir d'avoir conscience de nos compétences et des limites même si nous avons la capacité légale d'exercer dans tous les domaines de la dentisterie. La dérive mercantile qu'on observe en matière d'implantologie, est là pour le rappeler : il est en effet de notoriété publique que l'implantologie fait partie de ces disciplines où il existe une pléthore de propositions de formations, souvent plus attrayantes les unes que les autres. Ces propositions émanent aussi bien d'organismes de formation continue, de facultés d'odontologie que de fabricants vantant les mérites de leurs implants par le truchement d'un cours dans un cadre idyllique. Seule une formation à la fois théorique et pratique, délivrée par des instituts reconnus et validée par nos pairs justifie une rémunération à la hauteur de notre compétence. Les honoraires engendrés par des actes hors nomenclature, ne sont alors que le reflet d'un savoir faire.

c) La technique

Elle touche à la fois à la capacité et à la compétence. La capacité du praticien, de part le privilège octroyé par le diplôme de chirurgien-dentiste d'une part, et par la loi d'autre part, notamment l'article L373 du code de la santé publique qui précise que «l'art dentaire se définit par la pratique du diagnostic et du traitement des maladies des dents de la bouche et des maxillaires», confère à ce dernier, le droit de «tout faire» dans le cadre professionnel. Toutefois, elle ne lui délivre pas pour autant un blanc seing quant à sa compétence. Il est essentiel de distinguer alors, le droit et le fait. En règle générale, quelle que soit la capacité d'une personne, celle-ci devra toujours répondre de ses actes et de leurs conséquences en vertu des articles 1382.1101.1346.1371 du code civil.

Acquérir la capacité par l'obtention d'un diplôme constitue souvent la clef pour accéder à une profession. C'est cette capacité qui permet, juridiquement, à chaque professionnel de parfaire ses connaissances théorique et pratique. Pour les chirurgiens dentistes, ce cadre légal correspond à la pratique et à l'enseignement, il recouvre le domaine de la bouche, des dents, des maxillaires et des tissus attenants. Et même dans ce chemin bien balisé, chaque praticien doit connaître ses propres limites et ne pas hésiter à prendre l'avis d'un tiers ou adresser son patient à un confrère plus qualifié.

La compétence prend le pas sur la capacité. Il faut avoir à l'esprit qu'en cas de dommages réels ou supposés, le patient peut s'adresser au juge. Celui-ci tient compte exclusivement de la compétence du professionnel qu'il fera évaluer par un expert et non plus de la capacité professionnelle puisque celle-ci ne souffre pas d'ambiguïté dans la mesure où elle est concrétisée par un diplôme reconnu juridiquement. C'est là que le juriste et le chirurgien dentiste entrent en opposition. Pour le premier, le chirurgien-dentiste a l'obligation de donner les meilleurs soins possibles au patient, autrement dit, il doit faire preuve de compétence. A cela, le second ne peut qu'afficher sa diligence pour des actes et soins consciencieux, attentifs et conformes aux données acquises de la science médicale grâce à une formation continue. C'est pourquoi les magistrats demandent souvent à l'expert de dire si les soins ont été prodigués selon «les données acquises de la science médicale» ou avec la terminologie consacrée par la loi KOUCHNER du 4 mars 2002, selon les «données médicales avancées» (8).

Comment peut-on définir les thérapeutiques conformes aux "données médicales avancées »

Est-ce que l'expression « les données médicales avancées » recèle, dans sa signification la plus étendue, aussi bien « les données acquises » que « les données actuelles »? Il semble qu'il y ait une distinction à faire entre les deux termes. C'est une distinction qui repose sur une nuance et la validation d'une donnée par l'expérimentation prend tout son sens. Une donnée acquise est une donnée qui a passé l'épreuve de l'expérimentation alors qu'une donnée actuelle est en attente ou en cours de validation.

Cet exercice d'ordre sémantique n'est pas superflu car la notion de « données médicales avancées » qui, pour les juges , signifie « données acquises de la science » est souvent associée à la notion de « recommandations de bonne pratique ». Cette relation étroite entre ces deux formules a été démontrée par Pierre SARGOS en 1998 qui conclue «que les références médicales opposables (RMO), comme les recommandations de bonne pratique, ne peuvent être par principe, que la traduction des données acquises de la science.»

Pour mémoire, la notion de «données acquises de la science» a fait son apparition avec l'arrêt LE MERCIER en 1936, qui précise qu' «il se forme entre le médecin et son client un véritable contrat comportant pour le praticien, l'engagement, sinon bien évidemment de guérir le malade, ce qui n'a d'ailleurs jamais été allégué, du moins de lui donner des soins, non pas quelconques (...) mais consciencieux, attentifs et, réserve faite de circonstances exceptionnelles, conformes aux données acquises de la science ».

Les données acquises de la science sont régulièrement rappelées par différents moyens : livres et traités médicaux, recommandations d'éminents spécialistes (19).

II 3 2 L'obligation de résultat

En matière de conception et de confection d'un appareillage prothétique, cette obligation de résultat est désormais opposable à la suite de l'arrêt du 23 novembre 2004 de la cours de cassation qui dispose: « le chirurgien dentiste est, en vertu du contrat le liant à son patient, tenu de lui fournir un appareillage apte à rendre le service qu'il peut légitimement en attendre, une telle obligation, incluant la conception et la confection de cet appareillage, étant de résultat »

Cette décision qui concerne le produit et non sa conception reste critiquable puisqu'elle est contraire à la loi du 4 mars 2002 (8) qui subordonne la responsabilité à l'existance d'une faute. Il y a lieu de s'interroger sur cette décision qui, par extrapolation, pourrait justifier l'intitulé «obligation commerciale» de ce chapitre, tant le parallèle entre les deux concept médical et le concept commercial est de plus en plus d'actualité.

Obtenir un résultat, c'est effectivement un objectif que le patient et le praticien définissent d'un commun accord et à l'avance.

Depuis la loi du 19 mai 1998 (21) qui transpose la directive européenne dans le droit français (art 1386 du code civil), les produits de la santé sont assimilés à des produits de consommation et, en tant que tels, leur défaut, s'il produit un quelconque dommage à «l'usage», engage la responsabilité du producteur (le praticien) de plein droit. Déjà la Cour de Cassation dans son arrêt du 6 juillet 1994 (22) avait estimé que les personnes avec lesquelles un médecin conclut un contrat médical doivent être considérées comme «consommateurs des services fournis par ce dernier». Cet aspect est confirmé depuis par la loi KOUCHNER du 04 mars 2002 qui vise les actes médicaux et les infections nosocomiales mais écarte les produits de santé (art L1142-1 du code de la santé publique).

Il est désormais acquis que le professionnel de santé prescripteur et fournisseur de matériaux (implants, prothèses etc.) fait partie d'une chaîne commerciale de distribution : fabricant --> médecin-distributeur --> patient-usager. Or dans le domaine commercial, et dans le but de sécuriser le consommateur, le législateur considère qu'en cas de litige, c'est à la victime d'exposer le dommage causé par un produit défectueux et c'est au producteur (ou au distributeur) de prouver l'absence de défectuosité du produit. Cette obligation reste conscrite au produit lui-même. La garantie ne porte pas sur la performance de celui-ci mais uniquement sur la qualité de sa fabrication et les dommages qu'il est éventuellement susceptible d'engendrer (3).

Parmi les praticiens visés par cette possibilité de défectuosité des produits utilisés, nous trouvons les chirurgiens orthopédistes (prothèse du genou...), les chirurgiens plasticiens (prothèses mammaires...), les cardiologues (valve, stents, pacemakers...) et les odontologistes (implant, prothèse dentaire...)

Pour pallier à ces désagréments et opérer en toute quiétude, il est indispensable de suivre les directives européennes n°90-385/CEE (23) pour les dispositifs médicaux implantaires, et la directive n° 93-42/CEE (24) pour les autres dispositifs avec leur réglementation stricte relative à la commercialisation des biens médicaux qui ne doivent pas compromettre «l'état clinique et la sécurité des patients et utilisateurs» (25).

Le marquage Communauté Européenne (CE) est là pour matérialiser la conformité à ces exigences. Les implants et les prothèses dentaires sont ainsi marqués du sceau de la CEE (25). Le label de qualité AFNOR et l'attestation de conformité aux performances exigées par l'AFSSAPS (art 5211-2 du Code de la santé publique) (26) sont autant de garanties nous préservant de tout dommage susceptible de nuire aux patients.

Il n'empêche que ces derniers peuvent toujours invoquer l'insatisfaction au regard d'une restauration prothétique et se présenter devant un tribunal pour ce seul motif, témoins les arrêts de la Cour de cassation du 17-2-71(27) et du 15-11-97 (28). Ils viennent confirmer cette obligation qui ne repose que sur des critères subjectifs, utilisés souvent par les mauvais payeurs.

II 3 3 L'obligation d'informer le patient et de recueillir son consentement

La notion de consentement du patient ou de consentement éclairé du patient a été exposée et développée lors du procès de Nuremberg en 1947, dans le volet traitant les exactions des médecins nazis où il est dit qu'«il est absolument essentiel d'obtenir le consentement éclairé et volontaire du malade».

C'est une obligation pré-contractuelle qui sert à définir le cadre dans lequel le praticien et son patient sont tenus d'évoluer de concert dans l'application du plan de traitement en toute connaissance de cause» (21).

Ce statut d'information du patient a été défini en 1906, puis en 1970 en ces termes : «Il s'agit de transmettre la capacité technique d'un praticien à son patient, de donner des informations à celui qui ne sait pas» (29).

Le droit du patient à l'information en vue de donner son consentement est désormais essentiel et forme la pièce maîtresse des rapports entre praticien et patient (30).

a) Nature de l'information du patient

Peut-on définir la nature de l'information ?

Par quel canal doit-elle cheminer ?

Comment s'assurer qu'elle soit bien comprise ?

Pour répondre à ces questions, nous disposons de deux sources de données : la jurisprudence et le code de déontologie.

L'arrêt de la cour de cassation du 29 mai 1951(31) stipule que «le contrat qui se forme entre le praticien et son client comporte, en principe, l'obligation pour le praticien de ne pratiquer aucune intervention sans avoir au préalable obtenu l'assentiment du malade». Bien que cette obligation disparaisse en cas d'urgence ou de danger immédiat, comment s'assurer dans la pratique quotidienne que l'information donnée est bien comprise par nos patients? (32)

Chaque patient ayant sa propre personnalité, il faudra tenir compte :

- o De l'aspect humain : pour s'assurer que le patient accueille l'information sur la réalité de son état avec calme et pondération
- o De l'aspect juridique, car nous assistons à un télescopage entre ce qui relève de la loi et ce qui se heurte à la conscience dans l'attribution de l'information.
- o De l'aspect matériel car il faut définir un support pour concrétiser l'information donnée au patient et d'en conserver la trace pour pouvoir en justifier la réalité.

Informer le patient est une obligation qui a pris corps, en même temps que d'autres dispositions éparses préexistantes, dans le code de santé publique et le code de déontologie, après la promulgation de la loi du 4 mars 2002 (8,33). Celle-ci a quelque chose de particulier, car elle instaure le renversement radical des rôles dans l'établissement de la preuve entre le patient et le praticien.

En effet en 1995, la cour de cassation n'a pas hésité à décider qu'il appartenait au praticien soignant de faire la preuve de l'accomplissement de son devoir d'informer. La preuve de l'information qui était à la charge du patient est désormais l'affaire du praticien. Jusqu'en 1997 le patient était tenu de prouver qu'il n'avait pas été informé par son praticien des risques de l'intervention. Cette preuve étant souvent bien difficile à apporter, le patient était par conséquent débouté de ses prétentions en matière de dommages et intérêts.

Il s'agit d'un point essentiel bien que l'information du patient reste une entité très relative et très floue. Le praticien est désormais incité à clarifier la situation et à utiliser des repères légalement et juridiquement reconnus afin de préserver sa responsabilité dans sa relation contractuelle avec le patient. En effet, entre les 2 acteurs, il faut parler de contrat et non plus d'attribution de soins (34). Ce contrat est certes un contrat médical mais son contenu lie deux sujets pour un même objectif en parfaite connaissance de cause. En cela, il n'est pas différent d'un autre. Pour être valide, ce contrat doit, par conséquent, obéir à certaines conditions légales, à savoir :

- o la capacité des parties
- o un objet certain, déterminé, possible et licite
- o une cause certaine et licite
- o le consentement des parties

Ces différents points définissant le contrat, pourraient paraître d'une grande banalité s'il ne s'agissait d'un domaine qui touche à l'intégrité de l'individu.

D'où, au delà de ce contrat, somme toute ordinaire, la dimension importante que prend le consentement parfaitement éclairé du patient à subir des soins, en confiant «son corps» au praticien.

Si le corps subit des dommages involontaires par la faute du praticien, celui-ci doit en subir les conséquences. C'est donc une forme de protection du profane (patient) face au savant(praticien), que le droit tente d'établir.

Le praticien doit informer son patient de tout risque, minime soit-il, lié à l'intervention qu'il doit subir, même si ce risque est exceptionnel.

La matérialisation de cette information doit être classée de façon à favoriser la continuité des soins. C'est ce qui ressort des recommandations de l'Agence Nationale de l'Accréditation et d'Evaluation en Santé (l'ANAES) d'avril 2000 [26]. Lorsque le traitement est réalisé par plusieurs praticiens de différentes spécialités, chacun d'eux doit informer le patient à son niveau de compétence. L'article de la loi du 4 mars 2002 du code de la santé publique est explicite : «cette information incombe à tout professionnel de santé dans le cadre de ses compétences et dans le respect des règles professionnelles qui lui sont applicables» (8).

b) Les différents types d'information

L'information est donnée pour éclairer le patient sur la nature de son affection et le traitement qu'on lui propose avec tout son cortège de difficultés ou de risques (9).

En respectant le principe selon lequel l'information doit être appropriée à l'état du patient, il paraît évident que la rédaction d'écrits pour se constituer des preuves que l'information a été donnée ne peut tenir lieu de règle absolue (12).

Les recommandations de l'ANAES qui ont désormais valeur légale représentent une aide. Ces recommandations de bonne pratique qui ont été homologuées par arrêté du ministre chargé de la santé définissent des modalités qui valident l'information. Celle-ci doit être nécessairement transmise oralement car c'est sous cette forme qu'elle peut être adaptée à chaque patient selon sa capacité de compréhension et la disponibilité indispensable au praticien. Le praticien doit donc trouver le temps et la disponibilité indispensables à cette information.

Selon le code de la santé publique, cette information doit également être délivrée au cours d'un entretien individuel.

Cette information sous forme orale n'exclut pas une information écrite. Celle-ci ne peut être qu'un complément mais pas une obligation ; de surcroît, cet écrit n'a pas vocation à recevoir la signature du patient. Il ne doit être assorti d'aucune formule obligeant le patient à y apposer sa signature.

De plus, ces recommandations précisent que l'information ne peut être adressée ni par courrier, ni par courriel, ni par fax car le praticien ne peut être sûr de la réception de la lettre par son destinataire. Il est par conséquent indispensable que l'information soit donnée à l'occasion d'un face à face physique.

c) L'information du patient et le secret médical

Le secret médical est un principe intangible. Comment alors délivrer l'information sans trahir ce secret médical ?

Trois cas de figure peuvent se présenter. La juridiction les a bien mis en exergue au fil du temps.

- Le patient mineur en état de comprendre doit être informé. Cependant, le code civil distingue cependant, deux situations. Dans la première, l'article 372.2 relatif à l'autorité parentale, prévoit que pour les actes usuels, un parent peut accomplir seul un de ces actes, l'accord de l'autre étant présumé acquis : l'article 42 stipule que l'information du mineur en état de comprendre et de supporter l'information est une obligation. La deuxième situation est relative au mineur : celui-ci peut donner son avis dont il sera tenu compte dans toute la mesure du possible. Partant de là, et par dérogation au principe de l'autorité parentale, la loi autorise le mineur à s'opposer à l'information de ses parents et à garder le secret sur son état de santé lorsque le traitement, voire l'intervention, devient une nécessité vitale pour sauvegarder sa santé. Il doit être fait mention écrite dans le dossier médical de l'opposition du mineur à l'information de ses parents.

Cette situation rend difficile la position du praticien. Celui-ci doit bien analyser le contexte car la demande du mineur peut traduire l'expression d'un propos impulsif plutôt qu'un choix mûrement réfléchi.

- Le majeur sous curatelle : son consentement est juridiquement valable pour des situations où sa santé exige des soins. Son pouvoir reste cependant limité puisque, pour un accord d'ordre patrimonial entre autres, il est impératif que son curateur soit saisi (exemple : l'accord pour un devis prothétique nécessite l'avis du curateur).

- La personne de confiance

La «personne de confiance» est désignée par le patient. Il ne s'agit pas obligatoirement d'un proche.

Dans cette situation nouvelle le secret professionnel n'est plus respecté stricto-sensus.

d) Les limites du patient et le secret médical

Il existe quelques situations où le praticien peut passer outre l'information du patient, certaines sont absolues d'autres relatives. L'urgence est une situation absolue où l'information du patient n'est pas de mise. Cette situation est désormais légale mais sa définition reste floue. Les juges la définissent souvent par «nécessité absolue», «nécessité évidente de l'intervention», «danger immédiat» ou encore «absence d'alternative thérapeutique et nécessité vitale» (22).

Le praticien doit par conséquent apprécier en conscience la situation. Un panel d'indices l'aide à s'orienter et à décider de l'urgence ou non mais cela peut être sujet à caution : parfois une certaine subjectivité peut fausser le jugement du praticien et le conduire à se méprendre. Les indices suivants sont à prendre en considération avec précaution et objectivité:

- Le lieu du dommage : domicile, hôpital, lieu de travail
- Le siège de la lésion : urgence organique, urgence psychologique
- L'âge du patient
- Le type de douleur provoquée.

Le refus du patient d'être informé constitue une situation relative qu'il faut analyser avec précaution car la responsabilité du praticien peut être mise en jeu.

Selon la jurisprudence, «la volonté d'une personne d'être tenue dans l'ignorance d'un diagnostic ou d'un pronostic grave doit être respectée, sauf lorsque des tiers sont exposés à un risque de transmission» (24).

Dans ce cas de figure on doit faire une remarque. Alors que l'article 35 du code de déontologie donne la possibilité au praticien de passer outre son obligation d'informer, en cas de pronostic grave ou fatal pour son patient, la loi permet au patient de passer outre son droit d'être informé. Le médecin est alors libre de prodiguer les soins nécessaires mais un refus écrit du patient est exigé sachant que celui-ci renonce à un droit.

L'impossibilité d'informer représente une autre situation relative. Elle a été envisagée par la jurisprudence mais elle n'est pas très explicite sur la démarche conseillée au praticien dans de telles situations.

D'autres situations autorisent également le praticien à passer outre son devoir d'informer:

- Les malades sourds et muets
- Les malades analphabètes
- Les malades étrangers.

Encore que d'aucuns pourraient s'interroger sur la possibilité matérielle d'informer ces patients. En effet ne peut-on pas faire passer l'information par écrit pour les sourds-muets, par la traduction pour les étrangers et verbalement pour les analphabètes.

Indépendamment de ces situations où la décision du praticien d'informer le patient ou de ne pas l'informer est prise sans grandes difficultés, il en est d'autres où l'information ne peut être livrée d'une façon appropriée. Il s'agit des cas suivants:

- le malade est dans le coma,

- des modifications subites de l'option thérapeutique au cours d'une intervention,

- l'urgence au cours des situations précédentes.

Quant aux limites d'ordre thérapeutique de l'information du patient, elles sont bien définies dans l'article 35 du Code de Déontologie médicale qui prévoit que «dans l'intérêt du malade et pour des raisons légitimes que le praticien apprécie en conscience, un malade peut être tenu dans l'ignorance d'un diagnostic ou d'un pronostic graves». Dans le même esprit, la Cour de Cassation dans sa décision en date du 23 mai 2000 a bien pris soins de préciser que l'intérêt du malade devait s'apprécier en fonction de 3 critères :

- o la nature de la pathologie
- o son évolution prévisible
- o la personnalité du malade

Sur le plan juridique, la prudence s'impose car, eu égard à la subjectivité de ces critères et de surcroît leurs caractères d'exception, le praticien doit être toujours, en mesure de justifier son choix en conservant des preuves (notes, échanges de courriers entre confrères, témoignages de membre de la famille).

e) L'information et ses objectifs essentiels

L'information, pour être valable au regard de la loi, doit porter sur les points essentiels qui touchent au plus profond de la vie matérielle, sociale et psychique du patient.

Les recommandations de l'ANAES, et en particulier, l'article 1111-2 alinéa 1 découlant de la loi sur les droits des malades, insistent sur les 8 points suivants :

- l'état de santé du patient

C'est ainsi que dans le cas d'un diagnostic ou d'un pronostic graves «souvent une information brutale a de grandes chances d'être nuisible, voire dangereuse, même chez le mieux armé contre l'adversité» (L. René), mais les proches doivent être prévenus.

- Dans le cas où il y a refus de soins, il est du devoir du praticien d'éclairer le patient sur ce qui le menace s'il se soustrait aux soins.

- Dans les différentes investigations, traitements ou actions de prévention proposés, le praticien doit fournir des explications claires c'est à dire aisées, faciles à comprendre, simples.

- Les alternatives aux techniques de soins proposés si elles existent doivent figurer sur les devis.

- L'utilité et l'urgence éventuelle des soins déterminent le délai de réflexion du patient. Ce délai est une notion importante. Il conditionne la prise de décision tant au regard des soins proprement dits qu'au regard d'un devis prothétique.

- Dire leurs conséquences ou leurs risques fréquents ou graves normalement prévisibles.

- Mentionner les précautions générales et particulières recommandées au patient ainsi que les signes d'alerte détectables par le malade lui même.

- Le coût et les modalités de prise en charge des soins envisagés.

Ce dernier point est important, puisqu'un jugement en date du 18 novembre 1999 (37) émanant du Tribunal d'Instance de Saumur-en-Auxois, précise clairement que le devoir d'information ne se limite pas à des informations purement médicales mais s'étend à l'information sur la prise en charge financière de l'acte ou du traitement proposé.

f) L'information et ses paradoxes

L'information du patient, acteur désormais à part entière de sa santé, soulève la question de la définition de l'acte d'informer. Celui-ci a pris beaucoup plus d'importance et il semble même conditionner la réussite de nos actes. Pourtant les soins sont affaire de professionnel et ce dernier est seul compétent. Pourquoi donc une telle obstination dans le devoir d'informer le patient ?

Est-ce que le patient est devenu, soudain, apte à décider des soins qu'exige son état, dans un domaine qui lui est étranger ? Est-il seulement capable de faire le bon choix dans l'orientation thérapeutique qui le concerne, voire d'imposer son veto pour telle ou telle méthode thérapeutique, sans en avoir les moyens intellectuels ?

En disséquant le verbe «informer» on constate que d'un point de vue sémantique, son premier sens recèle l'action de donner une forme, une structure voire une signification. En réalité, informer quelqu'un de quelque chose c'est tout simplement le mettre au courant, l'aviser, l'avertir, l'éclairer, le prévenir, le renseigner pour ne citer que les verbes en rapport avec notre contexte professionnel.

Informer notre patient c'est donc l'éclairer, surtout l'avertir sur ce qui pourrait survenir comme difficultés ou complications éventuelles à la suite de soins qu'on s'apprête à lui prodiguer. On voit poindre le paradoxe de cette demande : on propose des soins à notre patient tout en l'avisant de leurs éventuels méfaits. Dans la pratique, le devoir d'information du patient relève plus de la quadrature du cercle. Quelle est donc la place de la confiance, pourtant indispensable à toute relation patient-praticien, dans l'environnement rigide de l'attribution de l'information ?

Quelle responsabilité pour le soignant? Il est responsable de la matérialisation de la preuve puisque la cour de cassation a posé comme principe intangible, que «celui qui est légalement ou contractuellement tenu d'une obligation particulière d'information doit rapporter la preuve de l'exécution de cette obligation».

Ce principe ne souffre pas d'ambiguïté. Le dilemme reste par conséquent entier : ou bien le praticien agit dans un climat de confiance avec son patient au risque de voir sa responsabilité engagée à la suite d'un éventuel incident s'il se soustrait à la signature d'un document relatant les risques de son intervention, ou bien il respecte les exigences judiciaires, au risque de susciter chez son patient un état d'angoisse qui peut aboutir au refus d'une intervention nécessaire.

La Cour de Cassation a considérablement modifié le cadre juridique de la responsabilité médicale avec l'obligation d'information et le consentement éclairé. Il semble qu'un nouvel équilibre a été atteint sous le contrôle des magistrats, secondés par les experts, tant sur le contenu de l'obligation d'informer que sur l'administration de la preuve.

Même si l'obligation d'informer n'a aucune relation avec les complications post-opératoires, elle prend maintenant souvent une autre dimension dans le rapport des experts : par exemple, dans l'arrêté de la Cour de Paris du 9 avril 1999 (38) pour une intervention de chirurgie mammaire, l'expert, tout en déplorant l'absence d'information pat le praticien, conclut qu'il n'existe aucune relation entre l'absence d'information et les incidents multiples survenus dans les suites opératoires, mais il déplore néanmoins ce manquement.

La pratique professionnelle doit s'appuyer sur les dispositions évolutives du code de déontologie. Il s'agit d'un paradigme aussi simple à suivre que rassurant dans sa finalité. Les odontologistes gagneront à se fonder sur des dispositions qui imposent des devoirs que les praticiens eux-mêmes ont définis et adaptés au fil des ans, se conformant du même coup à l'évolution très progressive des mentalités. Le Code de Déontologie ou les Codes de Déontologie si on inclut le Code de Déontologie médicale, sont reconnus par les magistrats et les experts comme une valeur normative et constituent une référence.

Il faut donc bien réaliser que l'on ne fait qu'accompagner «l'évolution de la société» et c'est là la base de toute obligation et en particulier de celle d'informer. Celle-ci ne constitue qu'un des points qui reflètent la volonté émanant de la collaboration institutionnalisée entre l'OMS (Organisation Mondiale de la Santé) (39) et de nombreuses organisations gouvernementales dans le cadre du programme «la santé pour tous pour le XXI siècle». Celles-ci ont impulsé un principe de réglementation qui offre aux patients les moyens de participer à l'amélioration de leur santé par une meilleure compréhension de leurs problèmes de santé et de leur traitement. C'est là que le droit à l'information du patient trouve toute sa consistance.

Après avoir évoqué les responsabilités civile et pénale, et les obligations liées au contrat médical (obligations de moyen, de résultat voire de compétence et l'obligation d'informer). On a pu constater que ces dispositions sont sans cesse remaniées par la jurisprudence. Certes, on doit toujours s'adapter mais cet investissement permet d'entretenir une évolution dynamique dans la profession et, par delà, une amélioration régulière de la qualité des soins prodigués aux patients.

Nous nous proposons d'évoquer ces obligations de moyens et de résultats à travers une discipline qui présente le double objectif de procéder à la mise en place de racines artificielles et d'utiliser ces dernières comme support de prothèse. Tout ceci dans un souci de respect absolu d'une occlusion parfaite.

C'est dans la spécialité de l'implantologie que ces obligations, dont nous sommes redevables chaque fois que nous pratiquons des actes médicaux, vont être le mieux illustrées. Cette spécialité a pris un essor considérable tant le confort qu'elle procure est réel mais elle n'est pas dénuée de tout écueil, témoin les nombreux dossiers qui font l'objet de procédures judiciaires.

III La responsabilité en implantologie et les conditions de sa mise en oeuvre

Les conditions sont identiques à celles encadrant tout autre acte odontologique ou toute prestation médicale. La responsabilité du praticien est engagée lorsqu'il y a la présence de 3 éléments : une faute ou une erreur, un dommage et un lien de causalité entre les deux (4, 5, 7, 8, 11).

III 1 La faute ou l'erreur

L'implantologie est une discipline qui a acquis une place importante parmi les traitements réalisés en odontologie. La pose d'implants est une technique faisant partie du palmarès des traitements odontologiques modernes et l'évolution permanente de l'implantologie peut rendre ce traitement parfois difficilement maitrisable. S'aventurer sur le terrain de l'implantologie sans une formation appropriée (compétence) et sans de solides connaissances c'est s'exposer peu ou prou à des complications qui peuvent toucher l'intégrité physique du patient. Ceci entraîne des actions judiciaires, dont le nombre ne cesse d'augmenter. La responsabilité du praticien est de plus en plus mise en cause après la survenue de dommages réels ou fictifs dans le domaine de la responsabilité civile d'une part, quand il s'agit de faute délictuelle (art 1382 et 1383 du Code Civil) ou de faute contractuelle (art 1147 et 1148 du Code Civil) et, d'autre part, dans le domaine de la responsabilité pénale (art. 319,320, R40 et R41 du Code Pénal). Cette situation de conflits tient au fait que le patient tolère mal l'échec du traitement implantaire en raison de son coût élevé et les souffrances endurées lors de sa réalisation excluent toutes désillusions pour le patient (12). Celui-ci a investi pécuniairement et psychologiquement dans ce traitement et il attend beaucoup de la réhabilitation prothético-implantaire : le confort, l'esthétique, la fonction. En cas d'échec, en raison du coût élevé du traitement, on voit s'instaurer chez lui un esprit revendicateur qui le conduit le plus souvent à entreprendre une action judiciaire pour obtenir la réparation d'un dommage réel ou fictif.

La faute ou l'erreur est alors évoquée par le patient non satisfait, ayant déboursé une somme conséquente pour sa réhabilitation prothétique. Dans ce face à face praticien-patient, l'obligation de moyens est l'obligation la plus concernée et la plus évaluée lors des manifestations judiciaires des patients. Le praticien a-t-il mis tous les moyens à sa disposition pour la réussite de son acte?

En réalité, cette obligation recèle deux grandes questions :

- o les soins prodigués au patient sont-ils conformes aux données avérées de la science médicale ?
- o le praticien a-t-il la compétence nécessaire à la réalisation de certains actes thérapeutiques, même s'il en a la capacité ?

Dans le premier cas, il s'agit de prodiguer au patient les soins les plus appropriés. On voit déjà poindre la notion de qualité optimale. Cela suppose que le praticien soit au fait des données avérées de la science et que de surcroît, il les applique dans sa pratique quotidienne. Il est par exemple maintenant bien établi que poser des implants juxta-osseux est considéré comme une violation de l'obligation de qualité puisque ce type d'implant est devenu obsolète (19). Le patient peut alors obtenir des dommages et intérêts pour soins non conformes aux données acquises de la science.

Dans le deuxième cas, si un praticien non compétent ou ne possédant pas la capacité nécessaire dans le domaine de l'implantologie se risque à pratiquer cette activité sans se soucier des limites de ses compétences, sa responsabilité est engagée en cas d'échec et il peut être accusé de faute professionnelle caractérisée et suspecté d'avoir privilégié le côté mercantile (3, 40).

Tout manquement au respect des règles qui régissent les différentes étapes du traitement se solde parfois par un échec. Ce dernier peut avoir des origines différentes:

-Tissulaire: destruction tissulaire directe perturbant le déroulement normal de l'ostéointégration.

-Microbienne: infection croisée à partir d'une maladie parodontale qui peut s'avérer fatale pour l'ostéointégration. La maladie parodontale doit donc être traitée avant toute pose d'implants. De même les autres foyers infectieux (caries, foyers infectieux périapicaux...) doivent être éradiqués.

-Mécanique : pour obtenir une bonne ostéointégration favorable, il faut une qualité et un volume osseux suffisants pour la mise en charge des implants. Cette mise en charge suit des règles bien établies et elle est effectuée après un délai de cicatrisation osseuse de 3 à 6 mois.

L'échec peut constituer une aubaine pour certains patients qui ne manquent pas d'échafauder, avec les conseils de leur avocat, un dossier où le dommage est mis en exergue pour stigmatiser la responsabilité du praticien. Le moindre doute sur la compétence ou la capacité du praticien et les conditions de mise en cause de la responsabilité de celui-ci se trouvent alors réunis pour caractériser la faute ou l'erreur. Le dommage étant avéré, le lien de causalité entre les deux est alors constitué et une procédure judiciaire peut être déclenchée par le patient.

Chaque praticien doit par conséquent respecter cette obligation de moyens qui constitue le socle de l'activité de soins.

III 2 Les spécificités de la responsabilité en implantologie orale

L'implantologie est une discipline qui comporte une phase chirurgicale et une phase prothétique, auxquelles il faut ajouter une phase technique qui comprend l'activité de l'assistante et du technicien de laboratoire.

Ces phases sont précédées par l'analyse d'un ensemble d'éléments indispensables qui conditionnent la prise de décision pour ce type de restauration et permet d'établir le plan de traitement.

III 2 1 Responsabilité dans l'établissement du plan de traitement.

Le plan de traitement comporte un ensemble d'éléments indispensables au bon déroulement du traitement.

Celui-ci commence par un interrogatoire approfondi si le patient est majeur. S'il est mineur, le patient doit être accompagné. Pour les adultes sous tutelle qui ne peuvent exercer seuls leurs droits c'est leur tuteur qui joue le rôle de représentant légal.

Cet interrogatoire est complété par une série d'actes nécessaires pour appréhender le profil médical et psychologique du patient.

- L'état de santé antérieur doit figurer dans le dossier médical qui comporte en outre un bilan clinique complet.

- Il faut prendre suffisamment de temps pour poser un diagnostic fiable en faisant appel si nécessaire à des examens complémentaires tels que l'examen tomodensitométrique, l'imagerie 3D, la téléradiographie, ou un bilan biologique. Ces examens complémentaires approfondis sont quelques fois indispensables pour déterminer la situation idéale permettant d'obtenir une reconstruction prothétique fonctionnelle et pérenne. De même, le compte rendu radiologique doit fournir des renseignements qui concernent en général la quantité d'os disponible et sa qualité, en particulier sa minéralisation, pour répondre aux questions de l'implantologiste.

Les contre-indications absolues et relatives doivent être clairement établies. Actuellement on se focalise sur les biphosphonates mais il y a bien d'autres contre-indications à l'implantologie. Elles peuvent être cardiologiques (comme la cardiopathie valvulaire), immunitaires, malignes graves, hémopathiques. Lorsque la pose d'un implant est envisagée, le bilan doit être complété par une étude plus détaillée des aspects esthétiques et biofonctionnels. S'il s'agit, par exemple, d'un édentement antérieur, l'aspect esthétique doit être particulièrement soigné. Pour l'édenté unilatéral ou complet inférieur, la solution implantaire peut être envisagée dans ce cas sans se soucier d'un quelconque défaut de communication puisque le patient a reçu l'information et a donné son aval pour la stratégie thérapeutique qui lui était proposée.

- L'analyse prothétique pré-implantaire clôt l'examen global. C'est la partie visible de la restauration implanto-portée et le jugement du patient porte ce qu'il voit. Celui-ci peut apprécier la restauration prothétique mais il peut aussi être déçu par un montage prothétique défectueux ou inesthétique à son goût. Cette situation suscite une question fondamentale : qui est responsable de la restauration prothétique défectueuse?

Pour répondre à cette question, il faut se souvenir que le traitement implantaire, bien que chirugical à l'origine, est essentiellement prothétique car sa première vocation est le remplacement des dents manquantes. Bien que le prothésiste intervienne après l'implantologiste, il n'en est pas moins soumis à la rigueur nécessaire qui s'impose à tout acte technique. L'acte prothétique comporte les étapes mentionnées dans le plan de traitement global à savoir :

- la prise d'empreintes pour confectionner des modèles d'étude
- la réalisation d'une cire ajoutée pour un diagnostic précis
- La réalisation d'un montage directeur
- La détermination du nombre et de l'emplacement des implants
- la confection du guide chirurgical

Ces étapes sont relayées par les recommandations de l'implantologiste pour assurer le succès final de la recontruction implanto-portée. A savoir :

- la durée de l'ostéo-intégration
- la mise en communication buccale
- la mise en charge technique sous la prothèse à réaliser
- la programmation d'une maintenance post-opératoire.

Il existe un élément fondamental dans le lien technique entre les deux phases chirurgicale et prothétique : c'est le guide chirurgical. Il constitue le moyen le plus sûr de posséder cliniquement, lors de l'intervention chirurgicale, tous les éléments recueillis au cours des examens pré-implantaires et de la conception du projet prothétique. Pour confectionner ce guide, le praticien peut utiliser le guide radiologique avec ses repères radio-opaques ; celui-ci peut être transformé en guide chirurgical par de légères modifications de la position et de l'orientation initiales. Le guide doit posséder des qualités de stabilité et de rigidité et il doit être facile à manipuler lors de l'intervention. Comme cette utilisation s'avère parfois peu précise, certains préfère réaliser un geste médico-chirurgical assisté par ordinateur avec forage guidé sur écran en utilisant l'image tridimensionnelle fournie par l'examen tomodensitométrique pré-opératoire.

Cette répartition des tâches entre prothésiste et implantologiste semble suffisamment claire mais comme les activités restent interdépendantes, il y a une coresponsabilité dans la réalisation finale. Cette responsabilité in solidum doit être clairement annoncée au patient. Celui-ci doit avoir intégré l'éventualité d'une complication chirurgicale et/ou prothétique, et avoir été informé que le pourcentage d'échec ne peut-être nul. C'est, sans doute, la meilleure façon de se prémunir contre un quelconque malentendu.

III 2 2 Responsabilité dans la phase chirurgicale

La phase chirurgicale constitue un acte de soins qui répond à une obligation de moyens. Les moyens mis en oeuvre pour la réussite technique de cette phase comportent un bilan médical et un bilan radiologique. Ce dernier s'impose à tout praticien y compris donc à l'implantologiste, avant tout acte.

Le cliché panoramique est un examen de routine mais c'est une tomographie courbe dont l'épaisseur n'est pas constante le long des arcades dentaires. Il n'est donc pas possible de procéder à des mesures précises sur ce document pour envisager la pose d'implants (42).

L'examen tomodensitométrique constitue par conséquent l'examen de choix dans le traitement implantaire. Cet examen est-il obligatoire ? Cette question est souvent posée à l'expert. La réponse relève du bon sens. Le cliché panoramique peut suffire pour les implants unitaires dans les régions où l'épaisseur osseuse est suffisante et où il n'y a pas de structures anatomiques pouvant être lésées (entre les deux trous mentonniers par exemple). Dans des cas complexes où les examens clinique et radiologique standards sont insuffisants, l'examen tomodensitométrique s'impose car il permet l'évaluation du volume osseux disponible, de la densité osseuse et de la localisation précise des éléments anatomiques tels que :

- le canal dentaire à la mandibule
- le canal palatin, le plancher des fosses nasales et le fond des sinus maxillaires pour le maxillaire.

Dans les édentements étendus, l'examen tomodensitométrique fournit également des renseignements sur l'orientation des reconstitutions bidimensionnelles à réaliser, grâce au guide radiologique mis en place avant de procéder aux coupes axiales.

Pour évaluer le risque majeur de lésions irréversibles, l'examen tomodensitométrique peut être un examen indispensable. Il correspond donc à une obligation de moyens.

Toutefois, il est clair qu'il n'a aucun caractère impératif avant une intervention de chirurgie implantaire. Il doit conserver ses indications habituelles comme l'a rappelé le professeur J.P. BERNARD de l'université de Genève qui dit : « dans le cas précis du bilan tomodensitométrique pré-implantaire, seule une nécessité médicale établie devrait amener à en recommander l'utilisation (43) ».

Au stade chirurgical, la faute peut revêtir diverses formes (44) :

- manque de prudence : choix d'une technique inappropriée compte tenu par exemple, d'une fragilité particulière de l'os du site receveur. (Cour d'Appel de Paris 1er avril 1995) (45),

- choix d'un traitement non conforme aux règles de l'art, par exemple intervention relevant plus de la chirurgie maxillo faciale que de la chirurgie dentaire (Cour d'Appel de Rouen – 18 décembre 2001) (46),

- utilisation d'implant avec date de péremption dépassée, ou réutilisation d'un implant déposé,

- lésions vasculaires,

- lésions nerveuses,

- mauvaise position des implants qui les rend inexploitables pour la réhabilitation prothétique.

III 2 3 Responsabilité pour la phase prothétique

La phase prothétique, composante du traitement global, est également soumise à l'obligation de moyens car elle s'inscrit dans le cadre d'un acte de soins mais elle doit aussi répondre à l'obligation de résultat (10). En effet la conception, la production et la fourniture d'une prothèse correspondent à des actes techniques et non à des actes de soins. Le praticien devient alors fournisseur de prothèse, celle-ci devant être sans défaut (15). Cette obligation est confirmée par une jurisprudence constante : un appareillage mis en place doit être sans défaut, aussi bien dans sa conception que pour le matériau utilisé. La mise en place de la restauration est un acte important dans la mesure où le patient est seul à même de juger du confort que lui procure la prothèse. Il n'a plus un rôle passif comme lors de la conception de la prothèse, mais au contraire un rôle très actif qu'il le conduit à formuler un jugement de satisfaction ou de mécontentement concernant le confort et l'esthétique. Le degré de satisfaction du patient reste subjectif et parfois variable dans le temps.

Dans la pratique le litige est le plus souvent dû à une carence relationnelle ou supposée telle. En conséquence, le rapport que le patient entretient avec son praticien a une importance primordiale. La communication ne doit donc pas être limitée et l'information doit être totale afin que le patient puisse donner son consentement éclairé avant la mise en route de toute la thérapie implantaire.

III 2 4 Responsabilité sur le plan technique

Il est important de ne pas laisser passer sous silence deux responsabilités qui peuvent venir entacher la pratique implantaire et mettre en cause le praticien. Il s'agit de la responsabilité praticien-assistante et de celle praticien-technicien de laboratoire.

Dans le premier cas, le personnel employé doit être compétent. Une assistante dentaire ne doit pratiquer aucun acte en rapport avec la pratique de l'art dentaire même en présence d'un praticien (loi n° 72661 du 13 juillet1972) (47). Elle doit également veiller à ne pas violer le secret médical.

Dans le deuxième cas, le technicien de laboratoire ne doit en aucun cas prendre part ou réaliser des actes de soins dentaires, même en présence d'un praticien. En cas de faute, la responsabilité du praticien est engagée vis-à-vis du patient

Lors d'un litige et lorsque le technicien de laboratoire a agit selon la loi, la preuve de la faute revêt des aspects différents eu égard au lien de droit qui lie le praticien à son technicien.

Le technicien est soumis à une obligation de résultat mais uniquement dans le cadre juridique du contrat qui le lie au praticien et non vis à vis du patient. Si le praticien doit répondre de la responsabilité du technicien, il peut engager une procédure à son égard (arrêt 440 du 22 avril 1981 chambre 01 de Paris Tribunal de Paris) (48).

Si le technicien est le préposé du praticien, ce dernier est responsable de son préposé. A l'opposé, si le technicien est en même temps le praticien, il est soumis à une obligation de résultat. Il est donc responsable de toute erreur dans la confection de la prothèse.

IV Conclusion

La réhabilitation orale par prothèse implanto-portée conduit fatalement à l'établissement d'une responsabilité in solidum, entre l'implantologiste et le praticien prothésiste.

Cette responsabilité s'exerce dans le cadre juridique relatif à l'obligation de moyens mais aussi de résultat.

Le respect strict de ces obligations constitue une règle intangible pour beaucoup de magistrats qui n'hésitent pas à sanctionner lourdement nos fautes voire nos erreurs. Il est donc fondamental d'avoir une bonne maîtrise de cet art récent qu'est l'implantologie, grâce à une solide connaissance en occlusodontie et en prothèse, car la compétence en chirurgie buccale seule ne suffit pas. Il faut en outre :

- un plan de traitement bien établi par les deux praticiens intervenants, l'implantologiste et le prothésiste, prenant en compte tous les aspects du profil du patient :

.un examen psychologique pour distinguer les motivations profondes à la base de la demande de réhabilitation avec une prothèse implanto-portée.

.son éclairage, sur les avantages et les contraintes de la réhabilitation prothétique sur racines artificielles, sur le planning et le devis estimatif après avoir expliqué le déroulement des différentes étapes.

.le bilan radiologique qui peut être selon le cas soit une simple radiographie panoramique, soit un examen tomodensitométrique ou encore une radiographie de profil.

.les examens complémentaires qui sont indispensables chez les patients présentant des pathologies mises en évidence lors du questionnaire médical.

.les empreintes d'étude qui vont permettre de confectionner un montage à visée diagnostique pour d'une part matérialiser la future prothèse et d'autre part former la base de la réalisation du guide radiologique et chirurgical.

- Veiller à la qualité de la relation avec le patient, grâce à une information loyale, claire, et appropriée.

- Ne pas entreprendre un traitement dont la complexité et les risques sont supérieurs au bénéfice attendu.

- Ne pas oublier que le patient vient généralement consulter pour un inconfort, un handicap, une demande esthétique et qu'il ne s'agit en aucun cas d'une urgence médicale. Le praticien doit donc répondre et offrir une solution au patient demandeur. L'aléa thérapeutique, pas plus l'erreur, et encore moins la faute, ne sont tolérés par les tribunaux.

Le respect des données acquises de la science médicale est fondamental d'où l'intérêt d'une formation continue solide et pérenne.

Enfin, l'exercice professionnel doit se faire dans un cadre sanitaire avec un strict respect des mesures d'hygiène afin d'éviter toutes infections nosocomiales. L'asepsie, constituant un élément majeur du succès, on doit veiller à ce que le maillon de la chaîne ne puisse être brisé.

BIBLIOGRAPHIE

1- Assemat A, Tessandier et Amzalag G. La décision en implantologie, Paris, Cdp, 1993 , pp 397

2- Code de déontologie des chirurgiens dentiste : Décret n°67-671 du 22 juillet 1967 (J.O. du 9 août 1967).

3- Ambrosini JC, Conférence du 13 mai 2005 UFR de stomatologie. CMF/Paris V D.U. d'Implantologie Orale, directeur : professeur J.Ch Bertrand.

4- Sargos P. Références médicales opposables et responsabilités des médecins. Médecine et Droit. Paris, Janv 1998.

5- Rochette A. Chroniques de jurisprudence Jurisanté actualités, n°51, Oct. 2005.

6- Jacotot D. « Sécurité et qualité : de nouvelles obligations ? ». Bulletin de la compagnie Nationale des Experts Judiciaires en Odontostomatologie n° 034

7- Bias G. La sécurité sociale avec ou sans l'expert : contentieux en sécurité sociale. Bulletin de la Compagnie Nationale des Experts Judiciaires en Odontostomatologie n° 36.

8- Camilleri F. Loi du 4 mars 2002, un nouveau mode expertal en matière de responsabilité médicale. Bulletin de la Compagnie Nationale des Experts Judiciaires en Odontostomatologie n°33.

9-Jacotot D. « Principe de précaution », « Quand l'obligation d'informer se fait impérieuse », « Le caractère fautif de la maladresse ». La lettre du C.N.O., 2003, (22) : 25-27

10-Buffet J et coll, commission de méthodologie en matière de procédure civile devant les cours d'Appel. BICC, n° 632, 15 janvier06

11- Cass. Civ. Première chambre pourvoi n°04—14524 : « Faute sans dommage : plus de dommages-intérêts pour le patient... »

12- Jacotot D. « Responsabilité civile médicale » et « Information du patient » La lettre du C.N.O. 2003 (16) : 25-27

13- Jacotot D. « droit des patients vers une obligation de qualité des soins ? ». La lettre du C.N.O. 2004 (24) : 35-36

14- Jacotot D. A propos d'une décision de la cour de cassation sur l'obligation de compétence la lettre de C.N.O. 2003 (17) : .32

15- Chardon JC. « Les responsabilités du chirurgien dentiste »,(pp 66-73) Julien P, Prelat Paris, 1972

16- Bias G. Droits du malade et dossier du patient : la conservation du dossier. Bulletin de la compagnie Nationale des Experts Judiciaires en Odontostomatologie n°32

17- Saint-Eve, E. Obligations de moyens, obligations de résultats - Bult.off. Cons. Nat. Ordre Chirurgien Dentiste, 1988, (4) : 6-7.

18- Arrêt Mercier, Cassation Civile 20 mai 1936

19- Missika P. Les données acquises de la science en implantologie. Bulletin de la Compagnie Nationale des Experts Judiciaires en odontostomatologie n° 040

20- Arrêt du 23 novembre 2004

21- Loi du 19 mai 1998

22- Arrêt du 6 juillet 1994

23- Directive du Conseil 90/385/CEE du 20 juin 1990 relative aux dispositifs médicaux implantables actifs (JOCE L189 du 20 juillet 1990)

24- Directive du Conseil 93/42/CEE du 14 juin 1993 relative aux dispositifs médicaux (JO nr L169 du 12 juillet 1993 p. 0001-0043)

25- Dubruille JH, Dubruille Mth. Ethique en Implantologie dentaire, Service de chiriurgie maxillo-faciale, Groupe Hospitalier Pitié-Salpatrière Août 1999 http://infodoc.inserm.

26- Article 5211-2 du Code de la Santé publique

27- Cour de Cassation, arrêt du 17 février 1971

28- Cour de Cassation, arrêt du 15 novembre 1997

29- Wierzba C. « les obligations d'informations en pathologie et en chirurgie buccale ». 46è journée de la SFMBCB Nantes 9,10,11,Oct. 2003

30- Elmosnino M, Tietart-Froge MP : l'information du patient en Odontostomatologie réflexions sur la jurisprudence récente de la Cour de Cassation. AOS, 1999 (205): 161-175

31- Cour de Cassation, arrêt du 29 mai 1951

32- Castagnet L. L'information doit être « loyale, clair, appropriée à l'état du malade ». Cass. Civ. Première chambre, 7 octobre 1998, arrêt n° 1567 P+B+R+.

33- EVEILLON P. Principes de la responsabilité médicale et procédures nouvelles instaurées par la loi du 4 mars 2002, « Le devoir d'information ». Bulletin de la compagnie Nationale des Experts Judiciaires en Odontostomatologie n°31

34- Jacotot D. « Devoir d'information, un régime plus favorable au praticien qu'il n'y paraît » la lettre du C.N.O. 2000 (21) : 30-32.

35- Les recommandations de l'ANAES. Avril 2000

36- Cour de Cassation, décision du 23 mai 2000

37- Tribunal d'instance de Saumur – Auxois, jugement du 18 novembre 1999

38- Cour d'Appel de Paris, arrêt du 9 avril 1999

39- Santé 21, OMS, bureau régional de l'Europe, Copenhague, Danemark.

40- Jacotot D. : Le non-respect des recommandations de l'ANAES, passible d'une sanction ! La lettre du C.N.O. 2005 (43) : 33

41- Fortin T., Champleboux G, Coudert JP. « Prévention des complications et séquelles liés à une mauvaise mise en place des implants endo-osseux : étude préliminaire portant sur l'utilisation d'un système d'imagerie médicale ». Premier congrès de l'EFOSS Milan, 13-14 oct. 2000

42 - Doyon D. et coll. Imagerie dento-maxillaire. Paris Cah. Radio, 1995, 11 : 28-102.

43- Bernard JP et coll. Le bilan tomodensitométrique préimplantaire. 46è journée de la SFMBCB Nantes 9,10,11 Oct. 2003

44- Wierzba C. La responsabilité de l'odontologie en chirurgie buccale revue odonto-stomatologie, 1992, 21 (3) : 233-240

45- Cour d'Appel de Paris, 1er avril 1995

46- Cour d'Appel de Rouen, 18 décembre 2001

47- Loi du 13 juillet 1972

48- Cour de cassation, arrêt du 22 avril 1981

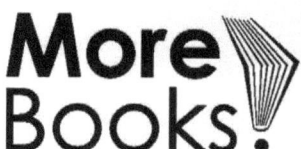
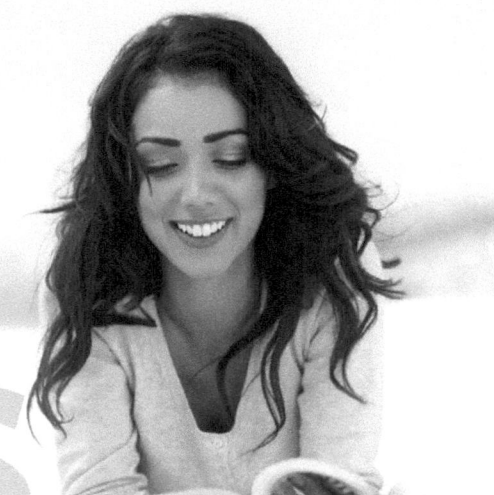 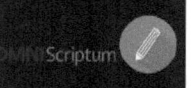

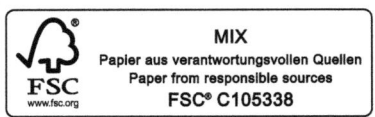
Printed by Books on Demand GmbH, Norderstedt / Germany